Figli adulti di madri narcisiste

Liberarsi e riprendere in mano la propria vita

Rosemary Grant

Sommario

Introduzione

Comprendere il viaggio

La vita sotto l'influenza di una madre narcisista è un viaggio che modella la tua identità, le tue percezioni e le tue relazioni in modi profondi e spesso dolorosi. Per i figli adulti, questo viaggio è particolarmente complesso, poiché la società spesso si aspetta che gli uomini sopportino il loro fardello emotivo in silenzio. Questo libro è scritto per te, l'uomo che ha vissuto all'ombra di una madre narcisista ed è pronto ad entrare nella luce.

La genitorialità narcisistica lascia impronte durature nella psiche. Queste ferite possono manifestarsi nell'insicurezza, in un costante bisogno di approvazione, nella difficoltà a stabilire confini sani e nella sensazione inquietante che qualcosa nella tua vita non sia del tutto giusto. Molti figli adulti di madri narcisiste portano questi fardelli senza comprendere appieno le loro origini, spesso incolpando se stessi per le loro difficoltà. Questo libro cerca di far luce sulle tue esperienze, offrendo chiarezza, convalida e un percorso verso la guarigione.

Il viaggio inizia con il riconoscimento, il riconoscimento delle dinamiche uniche di una relazione con una madre narcisistica. Non si tratta di attribuire la colpa ma di capire come i suoi comportamenti hanno modellato il tuo mondo emotivo. Le madri narcisiste spesso proiettano le loro insicurezze e i loro bisogni insoddisfatti sui figli, usandoli come estensioni di se stesse invece di trattarli come individui indipendenti. Per i figli, questa dinamica può essere particolarmente impegnativa. Potresti essere stato assegnato a ruoli come il bambino d'oro, il capro espiatorio o il riparatore, ognuno dei quali porta con sé una serie di fardelli emotivi.

L'obiettivo di questo viaggio non è soffermarsi sul dolore ma darti il potere di rivendicare la tua vita. Comprendendo le radici delle tue lotte, puoi iniziare a liberarti dalle catene invisibili che ti hanno trattenuto. Questo libro ti guiderà attraverso il processo per portare alla luce il tuo sé autentico, stabilire confini sani e promuovere relazioni basate sul rispetto e sull'amore reciproci.

Le ferite nascoste della genitorialità narcisistica

Crescere con una madre narcisista spesso significa vivere in una famiglia in cui i tuoi bisogni erano secondari rispetto ai suoi desideri. Potresti aver imparato presto a reprimere le tue emozioni, camminando sui gusci d'uovo per evitare di scatenare la sua rabbia o delusione. Nel tempo, questo condizionamento crea ferite che possono influenzare ogni aspetto della tua vita adulta.

Una delle ferite nascoste più significative è l'erosione dell'autostima. Le madri narcisiste spesso usano la critica, il confronto e l'amore condizionato come strumenti per controllare i propri figli. Potresti essere stato elogiato solo quando hai ottenuto qualcosa che si rifletteva bene su di lei, portandoti ad equiparare il tuo valore ai risultati esterni. Ciò può comportare una ricerca incessante della perfezione o, al contrario, una paura paralizzante del fallimento.

Un'altra ferita comune è la difficoltà a formare relazioni sane. Crescere con una madre narcisista spesso significa vivere l'amore come transazionale piuttosto che incondizionato. Ciò può portare ad attrarre relazioni tossiche o a lottare per fidarsi e connettersi con gli altri. La paura della vulnerabilità, appresa durante l'infanzia, diventa una barriera all'intimità e alla connessione autentica.

Forse la ferita più insidiosa è il senso di colpa e la vergogna interiorizzati. Le madri narcisiste sono maestre nella manipolazione e spesso incolpano i propri figli per la loro infelicità o le loro mancanze. Potresti aver interiorizzato questi messaggi, credendo di essere intrinsecamente difettoso o indegno di amore. Questo senso di colpa può rendere difficile stabilire dei limiti, poiché temi di essere etichettato come egoista o ingrato.

Queste ferite non ti definiscono, ma riconoscere la loro presenza è il primo passo verso la guarigione. È importante capire che non sei solo. Molti figli di madri narcisiste condividono esperienze simili e le loro storie servono come testimonianza della resilienza dello spirito umano.

Questo libro ti aiuterà a identificare e affrontare queste ferite, fornendo strumenti pratici e strategie per la guarigione. Dal riconoscimento dei modelli di manipolazione alla ricostruzione della tua autostima, ogni capitolo è progettato per fornirti le conoscenze e le abilità necessarie per rivendicare la tua vita.

Mentre intraprendi questo viaggio, ricorda che la guarigione non è lineare. Ci saranno momenti di dubbio e battute d'arresto, ma ogni passo avanti è una vittoria. Il percorso verso la libertà inizia con la comprensione e le intuizioni che acquisirai da questo libro saranno la tua guida.

Hai già fatto il primo passo prendendo in mano questo libro. Alla fine di questo viaggio, non solo avrai una comprensione più profonda del tuo passato, ma anche la forza e la chiarezza per creare un futuro definito dall'amore per te stesso, dall'autenticità e dalla libertà. Questo è il tuo momento per liberarti e rivendicare la tua vita. Che il viaggio abbia inizio.

Capitolo 1

Identificazione della madre narcisistica

Tratti e comportamenti di una madre narcisista

Una madre narcisistica può essere difficile da identificare perché il suo comportamento spesso si maschera da preoccupazione, amore o autorità. Tuttavia, sotto la superficie si trova un modello di comportamenti guidati dal bisogno di controllo, convalida e autoconservazione. Comprendere questi tratti è essenziale per riconoscere come potrebbero aver influenzato la tua vita.

Una delle caratteristiche distintive di una madre narcisista è la sua tendenza a dare priorità ai propri bisogni rispetto a quelli dei suoi figli. Potrebbe vedere i suoi figli non come individui indipendenti ma come estensioni di se stessa. Ciò può manifestarsi in vari modi, dalla microgestione delle tue scelte all'imposizione di rigide aspettative che soddisfano i suoi desideri. Ad esempio, potrebbe spingerti verso una carriera o uno stile di vita specifici perché si riflette bene su di lei, non perché sia in linea con le tue aspirazioni.

La manipolazione è un altro segno distintivo di una madre narcisistica. Potrebbe usare il senso di colpa, la vergogna o la paura per controllarti. Il suo amore spesso sembra condizionato, legato alla tua capacità di soddisfare le sue aspettative o soddisfare i suoi bisogni emotivi. Potrebbe fare la vittima per suscitare simpatia o minare sottilmente la tua fiducia attraverso complimenti ambigui o critiche aperte. Questa manipolazione può essere così pervasiva che potresti non renderti nemmeno conto che sta accadendo finché non fai un passo indietro e valuta i modelli.

Le madri narcisistiche sono anche abili nel proiettare un'immagine idealizzata nel mondo esterno. Agli amici, alla famiglia e ai vicini potrebbe sembrare il genitore perfetto: attento, amorevole e altruista. A porte chiuse, tuttavia, il suo comportamento può essere sprezzante, critico o addirittura offensivo. Questa dualità può farti sentire isolato e farti dubitare delle tue esperienze, poiché gli altri potrebbero non vedere la stessa persona che vedi tu.

Un altro tratto comune è la mancanza di empatia. Una madre narcisista spesso fatica a connettersi con i suoi figli a livello emotivo. Invece di convalidare i tuoi sentimenti, potrebbe liquidarli come reazioni eccessive o riportare la conversazione sulle sue esperienze. Questa mancanza di supporto emotivo può farti sentire invisibile e inascoltato, favorendo un senso di solitudine anche in sua presenza.

Anche l'invidia e la competitività possono svolgere un ruolo nella dinamica. Una madre narcisista può vedere i successi di suo figlio come una minaccia al proprio senso di superiorità. Potrebbe minimizzare i tuoi risultati, paragonarti sfavorevolmente agli altri o addirittura sabotare i tuoi sforzi per avere successo. Allo stesso tempo, potrebbe aspettarsi che tu eccella in aree che le suscitano ammirazione ed elogio, creando un ambiente confuso e contraddittorio.

Comprendere questi tratti è il primo passo per riconoscere l'impatto che hanno avuto sulla tua vita. Non si tratta di etichettare tua madre come una cattiva, ma di acquisire chiarezza sulle dinamiche che hanno plasmato il tuo mondo emotivo e psicologico.

L'impatto sui figli: effetti emotivi e psicologici

Crescere con una madre narcisista lascia un'impronta duratura nel tuo sviluppo emotivo e psicologico. Come figlio, potresti aver dovuto affrontare sfide uniche nel gestire le sue aspettative, richieste e comportamenti. Queste sfide spesso si manifestano in modi che influenzano la percezione di sé, le relazioni e la salute mentale generale.

Uno degli effetti più profondi è l'erosione dell'autostima. Le continue critiche o l'amore condizionato di una madre narcisistica possono farti sentire come se non fossi mai abbastanza bravo. Potresti aver interiorizzato i suoi messaggi negativi, portandoti a un duro critico interiore che ti segue fino all'età adulta. Questa mancanza di autostima può manifestarsi nel perfezionismo, nel raggiungimento di obiettivi eccessivi o nell'incapacità di fidarsi del proprio giudizio.

La relazione potrebbe anche aver favorito un senso di colpa e vergogna. Le madri narcisiste spesso usano il senso di colpa come strumento per controllare i propri figli, facendoti sentire responsabile delle sue emozioni e del suo benessere. Potresti essere cresciuto credendo che il tuo ruolo fosse quello di mantenerla felice, anche a scapito dei tuoi bisogni. Questo senso di colpa può rendere difficile stabilire dei limiti, poiché temi di essere percepito come egoista o ingrato.

Un altro impatto comune è la difficoltà nell'espressione emotiva. In una famiglia dominata da una madre narcisista, le tue emozioni potrebbero essere state respinte, invalidate o usate contro di te. Con il passare del tempo, potresti aver imparato a reprimere i tuoi sentimenti per evitare conflitti o rifiuti. Da adulto, questo può rendere difficile connettersi con le proprie emozioni o esprimerle in modi sani.

Gli effetti spesso si estendono alle relazioni con gli altri. Il comportamento narcisistico di una madre può creare modelli di insicurezza e dipendenza che si manifestano nelle relazioni adulte. Potresti ritrovarti a cercare l'approvazione o la convalida degli altri, rispecchiando la dinamica che hai avuto con tua madre. In alternativa, potresti avere difficoltà con la fiducia e l'intimità, temendo la vulnerabilità a causa delle ferite emotive della tua infanzia.

Un altro impatto significativo è la difficoltà nello stabilire i confini. Una madre narcisista spesso trascura l'autonomia del figlio, rendendo difficile lo sviluppo di un chiaro senso di sé. Da adulto, potresti avere difficoltà a far valere i tuoi bisogni, dire di no o proteggerti da comportamenti tossici. Ciò può portare a sentimenti di risentimento, esaurimento e frustrazione mentre affronti relazioni e responsabilità.

Gli effetti psicologici possono includere anche ansia, depressione o un pervasivo senso di vuoto. Crescere in un ambiente in cui i tuoi bisogni erano secondari può farti sentire disconnesso da te stesso e incerto riguardo al tuo scopo. Potresti essere alle prese con domande come: "Chi sono io?" e "Cosa voglio veramente?" mentre lavori per districare la tua identità dall'influenza di tua madre.

Nonostante queste sfide, è importante riconoscere che la guarigione è possibile. Il primo passo è capire come il comportamento di tua madre ha influenzato le tue esperienze e riconoscere l'impatto che ha avuto sulla tua vita. Questa consapevolezza ti consente di iniziare il processo di ridefinizione di te stesso alle tue condizioni, libero dai vincoli delle sue aspettative e richieste.

Questo libro è qui per guidarti attraverso questo viaggio, offrendoti spunti, strumenti e strategie per aiutarti a recuperare il tuo senso di sé e costruire una vita radicata nell'autenticità e nell'amore per te stesso. Riconoscendo i tratti e i comportamenti di una madre narcisistica e comprendendone l'impatto, ti autorizzerai a liberarti dal ciclo e a creare una nuova narrativa per la tua vita.

Capitolo 2

Le lotte silenziose dei figli adulti

Sfide comuni: scarsa autostima e insicurezza

Crescere come figlio di una madre narcisista può lasciare profonde cicatrici emotive, molte delle quali possono persistere fino all'età adulta. Una delle eredità più pervasive e dannose di questa educazione è lo sviluppo di una bassa autostima e di un'insicurezza cronica. Queste lotte interne spesso operano in silenzio, influenzando le tue decisioni, le tue relazioni e il senso generale di identità.

Le radici della bassa autostima risiedono tipicamente nelle critiche incessanti, nell'amore condizionato e nell'abbandono emotivo vissuti durante l'infanzia. L'approvazione di una madre narcisistica dipende spesso dalla tua capacità di soddisfare le sue aspettative, che possono essere irrealistiche o in continua evoluzione. Gli elogi potrebbero essere stati dati con parsimonia e solo quando le tue azioni sono servite a rafforzare la sua immagine o soddisfare i suoi bisogni. Questa dinamica favorisce la sensazione che il tuo valore sia legato esclusivamente a ciò che puoi fare per gli altri, lasciando poco spazio all'accettazione di te stesso.

Di conseguenza, potresti avere difficoltà a credere nel tuo valore intrinseco. Il costante bisogno di metterti alla prova con tua madre, unito alla sua tendenza a sminuire i tuoi risultati, può creare una narrazione interiorizzata di inadeguatezza. Questa narrazione potrebbe manifestarsi come un duro critico interiore, che mette incessantemente in discussione le tue capacità, indovina le tue decisioni e mina la tua fiducia.

L'insicurezza è un'altra sfida comune, profondamente intrecciata con la scarsa autostima. Crescere in un ambiente in cui i tuoi sentimenti e le tue percezioni sono stati respinti o invalidati può farti mettere in discussione il tuo stesso giudizio. Una madre narcisista spesso distorce la realtà per adattarla alla sua narrativa, lasciandoti a chiederti se le tue esperienze siano legittime o se stai reagendo in modo eccessivo. Questo gaslighting può erodere la tua fiducia in te stesso, rendendo difficile affrontare la vita con certezza e convinzione.

Queste sfide non esistono isolatamente. La bassa autostima e l'insicurezza possono influenzare la tua carriera, le tue relazioni e persino la tua salute fisica. Potresti ritrovarti a trattenerti dal perseguire opportunità per paura di fallire o di essere rifiutato. Nelle relazioni, potresti accontentarti di meno di quanto meriti, credendo di non essere degno di amore, rispetto o gentilezza.

Questo modello può perpetuare sentimenti di frustrazione, tristezza e persino disperazione.

Liberarsi da queste lotte richiede riconoscere le loro origini e comprendere che non riflettono il tuo vero valore. Il tuo valore non è definito dalla tua capacità di soddisfare le aspettative di qualcun altro, né è diminuito dalle critiche che hai sopportato. La guarigione inizia sfidando le convinzioni negative che hai su te stesso e sostituendole con affermazioni del tuo valore e delle tue capacità intrinseche.

La ricerca dell'approvazione e della convalida

Per molti figli di madri narcisiste, la ricerca di approvazione e convalida diventa uno sforzo che dura tutta la vita. Questo bisogno è profondamente radicato e deriva da un'infanzia in cui l'approvazione veniva spesso negata o concessa solo a condizioni specifiche. Il risultato è una fame insaziabile di convalida esterna, mentre cerchi di riempire il vuoto lasciato dall'incapacità di tua madre di fornire amore e accettazione incondizionati.

Durante l'infanzia, potresti aver imparato che l'approvazione di tua madre era legata alle tue prestazioni, sia in ambito accademico, sportivo o sociale. Il suo amore potrebbe essere stato condizionato, concesso solo quando eccellevi in modi che si riflettevano bene su di lei. Questa dinamica ti insegna ad equiparare il tuo valore ai tuoi risultati, creando una spinta incessante per avere successo e compiacere gli altri. Tuttavia, non importa quanto realizzi, il senso di appagamento spesso rimane sfuggente, poiché l'approvazione che ricevi non riempie mai del tutto il vuoto.

Da adulto, questa ricerca di convalida può manifestarsi in vari modi. Potresti ritrovarti a cercare costantemente elogi da capi, amici o partner romantici, sperando di provare un senso di dignità. Potresti esagerare, dicendo sì a ogni richiesta o andando oltre per ottenere il riconoscimento. Sebbene questo comportamento possa portare a ricompense a breve termine, spesso ti fa sentire esausto e insoddisfatto, poiché la convalida che cerchi non soddisfa mai veramente il bisogno emotivo più profondo.

La ricerca di approvazione può anche portare a tendenze gradite alle persone, in cui si dà priorità ai bisogni e ai desideri degli altri rispetto ai propri. Questo modello è radicato nella paura del rifiuto o della critica, che può sembrare intollerabile dopo anni di esperienza da parte di tua madre. Facendoti in quattro per rendere felici gli altri, speri di evitare conflitti e guadagnare la loro accettazione. Tuttavia, questo spesso va a scapito del tuo benessere, poiché trascuri i tuoi bisogni e sopprimi il tuo vero sé.

Un altro modo in cui questa lotta può manifestarsi è attraverso la tendenza a paragonarsi agli altri. Crescere con una madre narcisista che ti paragona costantemente a fratelli, coetanei o persino estranei può farti sentire come se non fossi sempre all'altezza. Da adulto, potresti ritrovarti a misurare il tuo valore rispetto ai risultati, alle apparenze o agli stili di vita degli altri. Questo confronto costante può generare sentimenti di invidia, inadeguatezza e malcontento, rafforzando ulteriormente la convinzione di non essere abbastanza.

La ricerca di convalida può influenzare anche le tue relazioni. Potresti gravitare verso partner che rispecchiano le dinamiche che hai vissuto con tua madre, cercando la loro approvazione e tollerando le critiche o l'abbandono. In alternativa, potresti avere difficoltà ad accettare l'amore e l'affermazione degli altri, poiché ti sembra estraneo o immeritato. Questo paradosso può creare un ciclo di desiderio di connessione e contemporaneamente allontanarlo, lasciandoti isolato e incompreso.

Liberarsi da questo schema richiede spostare la propria attenzione verso l'interno e imparare a procurarsi l'approvazione e la convalida che si cerca. Ciò inizia con il riconoscere che il tuo valore non dipende da fattori esterni o dalle opinioni degli altri. Sei intrinsecamente prezioso, meriti amore e rispetto semplicemente perché esisti.

Coltivare l'autocompassione è un passo cruciale in questo processo. Invece di giudicarti duramente o di cercare la perfezione, pratica la gentilezza e la comprensione verso te stesso. Riconosci i tuoi sforzi, celebra i tuoi risultati e ricorda a te stesso che gli errori e le imperfezioni fanno parte dell'essere umano.

Costruire l'autoconvalida implica anche stabilire dei limiti e dare priorità alle proprie esigenze. Dicendo di no agli altri quando necessario e ritagliando tempo per la cura di te stesso, invii a te stesso il messaggio che il tuo benessere è importante. Nel tempo, questa pratica può aiutarti a interrompere il ciclo del piacere alle persone e a sviluppare un più forte senso di autostima.

Infine, circondarti di relazioni di sostegno e di affermazione può aiutarti a rafforzare il tuo viaggio verso l'accettazione di te stesso. Cerca amici, mentori o terapisti che comprendano e convalidino le tue esperienze, offrendo incoraggiamento e guida mentre lavori per guarire.

La ricerca dell'approvazione e della convalida è un viaggio impegnativo ma trasformativo. Spostando la tua attenzione dalle fonti esterne alla tua forza interiore, puoi iniziare a costruire una vita radicata nell'autenticità e nell'amor proprio. Questo processo non consiste nel rifiutare completamente le opinioni degli altri, ma nel riconoscere che la loro approvazione è un vantaggio, non un requisito per la tua felicità e realizzazione.

Comprendendo queste lotte silenziose e affrontando le loro cause sottostanti, puoi iniziare a rivendicare la tua vita e riscrivere la tua narrativa. Il viaggio può essere lungo, ma è un viaggio di profonda crescita e empowerment, che ti porta verso un futuro definito da fiducia, resilienza e genuina autostima.

Capitolo 3

Rompere il ciclo del senso di colpa e della vergogna

Riconoscere la manipolazione e il gaslighting

Il senso di colpa e la vergogna sono i pilastri del controllo in una relazione con una madre narcisista. Sono spesso incorporati attraverso la manipolazione e l'illuminazione, strumenti che usa per mantenere il potere e minare il senso della realtà. Comprendere come funzionano queste tattiche è un passo fondamentale per liberarsi dalla loro presa.

La manipolazione da parte di una madre narcisista può essere sottile o palese. Spesso implica distorcere le tue parole, ignorare i tuoi sentimenti o usare le tue vulnerabilità contro di te. Potrebbe inquadrare le sue azioni come atti di amore o di preoccupazione, anche quando sono radicati nel controllo. Ad esempio, potrebbe insistere sul fatto di sapere cosa è meglio per te, liquidando le tue scelte come sbagliate o fuorvianti. Ciò mina la tua autonomia, lasciandoti dubitare delle tue decisioni e dubitare della tua capacità di affrontare la vita in modo indipendente.

La manipolazione emotiva spesso implica senso di colpa. Una madre narcisista può dipingere se stessa come una vittima, enfatizzando i suoi sacrifici e inquadrando la tua indipendenza come ingratitudine. Potresti sentire frasi come "Dopo tutto quello che ho fatto per te" o "Ho rinunciato così tanto per te", pensate per farti sentire obbligato a soddisfare i suoi desideri. Questo senso di colpa può essere paralizzante, intrappolandoti in un circolo vizioso in cui cerchi di compiacerla trascurando i tuoi bisogni.

Il gaslighting è un altro potente strumento nel suo arsenale. Questa tattica psicologica implica distorcere la tua percezione della realtà per farti mettere in discussione la tua memoria, i tuoi sentimenti e il tuo giudizio. Una madre narcisista potrebbe negare ciò che ha detto o fatto, accusarti di essere eccessivamente sensibile o suggerire che le tue esperienze siano esagerate. Con il passare del tempo, questo può minare la tua fiducia nella tua capacità di interpretare la realtà, lasciandoti dipendente dalla sua versione degli eventi.

Ad esempio, se la affronti riguardo a un comportamento offensivo, potrebbe rispondere con "Non l'ho mai detto" o "Stai solo immaginando le cose". Questo nega i tuoi sentimenti e le tue esperienze, facendoti dubitare della tua memoria o delle tue reazioni emotive. Nel processo, rafforza il suo controllo sulla narrazione, assicurandosi che la sua prospettiva rimanga dominante.

Riconoscere la manipolazione e l'illuminazione richiede di fare un passo indietro ed esaminare gli schemi nelle proprie interazioni. Chiediti: mi sento spesso confuso, colpevole o insicuro dopo le conversazioni con lei? I miei sentimenti vengono regolarmente respinti o invalidati? Mi ritrovo a chiedere scusa anche quando non ho fatto nulla di male? Questi sono indicatori chiave del fatto che potrebbero essere in gioco manipolazioni o gaslighting.

Una volta identificate queste tattiche, è essenziale affermare la tua realtà e fidarsi delle tue percezioni. L'inserimento nel diario può essere uno strumento utile a questo scopo, consentendoti di documentare le tue esperienze e rivisitarle in seguito per maggiore chiarezza. Condividere le tue esperienze con amici fidati, terapisti o gruppi di supporto può anche fornire convalida e aiutarti a separare la verità dalla manipolazione.

Liberarsi dalla manipolazione e dal gaslighting implica recuperare il proprio senso di sé e fidarsi della propria voce interiore. È un processo che richiede tempo, ma con consapevolezza e supporto puoi iniziare a districare la rete del controllo ed entrare in una prospettiva più chiara e più potente.

Superare la paura di fissare confini

Una delle sfide più significative per i figli di madri narcisiste è stabilire dei limiti. Crescendo, i confini potrebbero essere stati ignorati, mancati di rispetto o addirittura puniti. Di conseguenza, l'idea stessa di far valere i tuoi bisogni o di limitare il suo accesso alla tua vita può sembrare terrificante, come se la stessi tradendo o invitando a una ritorsione. Tuttavia, stabilire dei limiti è essenziale per spezzare il ciclo di colpa e vergogna.

La paura di stabilire dei limiti spesso deriva da esperienze infantili in cui i tuoi tentativi di indipendenza o autoaffermazione sono stati accolti con critiche, sensi di colpa o rabbia. Una madre narcisista potrebbe aver definito i confini come atti egoistici o ingrati, facendoti sentire che dare priorità al tuo benessere era sbagliato. Questo condizionamento può creare un conflitto interno in cui desideri proteggerti ma temi le conseguenze di ciò.

Da adulta, questa paura può manifestarsi come incapacità di dire di no, riluttanza ad affrontare il proprio comportamento o tendenza a sforzarsi eccessivamente per mantenere la pace. Potresti ritrovarti a dare priorità ai suoi bisogni rispetto ai tuoi, anche quando ciò ti causa disagio emotivo o fisico. Nel corso del tempo, questa dinamica può portare a sentimenti di risentimento, esaurimento e una diminuzione del senso di sé.

Il superamento di questa paura inizia con la ridefinizione del significato dei confini. I confini non riguardano la punizione o il rifiuto; si tratta di creare uno spazio in cui i tuoi bisogni, sentimenti e autonomia siano rispettati. Sono un atto di cura di sé e rispetto di sé, non di egoismo.

Inizia in piccolo identificando le aree della tua vita in cui la sua influenza sembra opprimente o dannosa. Potrebbero trattarsi di telefonate continue, consigli non richiesti o richieste di tempo. Considera come ti fanno sentire queste interazioni e quali cambiamenti ti aiuterebbero a ritrovare un senso di controllo.

Una volta identificate le aree in cui sono necessari i confini, esercitati ad articolarli in modo chiaro e assertivo. Usa le affermazioni in prima persona per esprimere i tuoi bisogni senza incolpare o attaccare. Ad esempio, "Ho bisogno di tempo per concentrarmi sulle mie priorità" oppure "Non mi sento a mio agio nel discutere di quell'argomento in questo momento". Mantieni la tua comunicazione semplice e ferma, evitando la tentazione di spiegare eccessivamente o giustificare le tue decisioni.

È importante anticipare la resistenza. È probabile che una madre narcisistica si spinga oltre i confini, poiché sfidano il suo controllo. Potrebbe rispondere con senso di colpa, rabbia o tentare di minare la tua determinazione. Riconosci queste reazioni per quello che sono: un riflesso del suo disagio nel perdere potere, non una critica valida alle tue azioni.

Mantenere i confini richiede coerenza e resilienza. Ricorda a te stesso che non sei responsabile delle sue emozioni o reazioni. Il suo disagio con i tuoi limiti non significa che hai torto a fissarli. In effetti, il disagio è un segno che stai interrompendo con successo gli schemi di controllo e recuperando la tua autonomia.

Cercare supporto può essere prezioso durante questo processo. Terapisti, gruppi di supporto o amici fidati possono fornire guida, incoraggiamento e prospettiva mentre affronti le sfide legate alla definizione e al mantenimento dei confini. Possono anche aiutarti a elaborare il senso di colpa e la paura che potrebbero sorgere, offrendoti la rassicurazione che dare priorità al tuo benessere non è egoistico ma necessario.

Superare la paura di stabilire dei limiti è un viaggio di empowerment. Implica il confronto con convinzioni di lunga data, la sfida di paure profondamente radicate e il mantenimento dell'impegno con se stessi. Anche se all'inizio può sembrare scomodo, ogni passo che fai verso la definizione di confini sani ti avvicina a una vita definita dalla libertà, dal rispetto di te stesso e dall'equilibrio emotivo.

Spezzare il ciclo del senso di colpa e della vergogna non è facile, ma è possibile. Riconoscendo la manipolazione e l'illuminazione e imparando a stabilire dei limiti, puoi iniziare a rivendicare il tuo senso di sé e creare una vita radicata nell'autenticità e nell'autostima. Questo viaggio è un viaggio di coraggio e trasformazione, che ti conduce verso un futuro in cui il senso di colpa e la vergogna non hanno più potere su di te.

Capitolo 4

Comprendere il tuo progetto emotivo

Come la genitorialità narcisistica modella le tue relazioni

La relazione tra un figlio e una madre narcisista spesso pone le basi per il modo in cui affronta le relazioni nel corso della sua vita. Questo modello emotivo si forma durante l'infanzia, quando hai imparato a gestire le sue aspettative, le critiche e la manipolazione emotiva. Sebbene i modelli che hai sviluppato fossero necessari per la sopravvivenza in quell'ambiente, possono avere effetti duraturi sulle tue relazioni adulte, modellando il modo in cui ti connetti con gli altri e il modo in cui percepisci te stesso all'interno di quelle connessioni.

Uno dei modi più significativi in cui la genitorialità narcisistica influenza le relazioni è attraverso lo sviluppo di stili di attaccamento. I figli di madri narcisiste spesso crescono in un ambiente in cui l'amore e l'approvazione sono condizionati. Ciò può portare a modelli di attaccamento ansiosi o evitanti. Potresti ritrovarti eccessivamente dipendente dagli altri per la convalida, cercando costantemente la rassicurazione di essere amato e apprezzato. In alternativa, potresti evitare del tutto l'intimità emotiva, temendo la vulnerabilità a causa del dolore che ha portato nel tuo passato.

La fiducia è un'altra area spesso influenzata dalla genitorialità narcisistica. Una madre che manipola, mente o inganna può renderti difficile fidarti degli altri, anche di quelli che hanno buone intenzioni. Potresti costantemente mettere in discussione le motivazioni di chi ti circonda, temendo il tradimento o il rifiuto. Questa sfiducia può creare barriere nelle relazioni, impedendoti di formare connessioni profonde e significative.

La risoluzione dei conflitti è un altro ambito modellato dalle tue prime esperienze. Crescendo, esprimendo i tuoi sentimenti o affermando i tuoi bisogni potresti essere stato accolto con critiche o punizioni. Di conseguenza, potresti avere difficoltà ad affrontare i conflitti in modo sano. Potresti evitare del tutto il confronto, temendo che porti al rifiuto o si trasformi in un danno emotivo. Al contrario, potresti rispondere al conflitto con un atteggiamento difensivo o con rabbia, riflettendo le dinamiche instabili a cui hai assistito nella relazione con tua madre.

L'influenza della genitorialità narcisistica può manifestarsi anche nella tendenza ad attrarre o tollerare relazioni tossiche. Essendo stato condizionato a dare priorità ai bisogni degli altri rispetto ai tuoi, potresti ritrovarti attratto da partner che replicano la dinamica che hai avuto con tua madre. Queste relazioni possono comportare controllo, critica o indisponibilità emotiva, rafforzando la convinzione che questo sia l'aspetto dell'amore. In alternativa, potresti adottare il ruolo di custode, sacrificando il tuo benessere per supportare un partner che richiede costante attenzione e convalida.

L'impatto si estende oltre le relazioni romantiche. Le amicizie, le dinamiche sul posto di lavoro e persino le tue interazioni con gli estranei possono essere modellate dal tuo modello emotivo. Potresti ritrovarti a compensare eccessivamente per ottenere l'approvazione, temendo il rifiuto da parte di colleghi o conoscenti o lottando per stabilire dei limiti con gli amici.

Comprendere come la genitorialità narcisistica ha influenzato le tue relazioni è il primo passo verso il cambiamento. Riconoscendo questi modelli, puoi iniziare a sfidarli e sostituirli con approcci più sani. Implica lo sviluppo dell'autoconsapevolezza, la coltivazione dell'autocompassione e l'apprendimento di nuovi modi per connettersi con gli altri che siano radicati nel rispetto reciproco e nell'equilibrio emotivo.

Identificare e curare i modelli tossici

Per liberarti dai cicli di dolore e disfunzione creati dalla genitorialità narcisistica, è essenziale identificare e curare i modelli tossici che hanno messo radici nella tua vita. Questi modelli possono manifestarsi come comportamenti, processi mentali o reazioni emotive che non ti servono più e perpetuano invece sentimenti di colpa, vergogna o inadeguatezza.

Uno dei modelli tossici più comuni è quello di piacere alle persone. Essendo cresciuto in un ambiente in cui il tuo valore era legato alla capacità di soddisfare i bisogni di tua madre, potresti trovare difficile dire di no o dare priorità al tuo benessere. Questo schema può farti sentire svuotato e pieno di risentimento, poiché metti costantemente i desideri degli altri davanti ai tuoi.

Un altro modello tossico è l'autosabotaggio. Le critiche interiorizzate da parte di un genitore narcisista possono creare la paura del fallimento, o addirittura del successo, che ti impedisce di perseguire i tuoi obiettivi. Potresti procrastinare, evitare le sfide o minimizzare i tuoi risultati, credendo nel profondo di non essere degno del successo o della felicità.

Il dialogo interiore negativo è un'altra eredità della genitorialità narcisistica. La voce critica di tua madre potrebbe essere stata interiorizzata, portandoti a giudicarti costantemente con durezza. Questo dialogo interiore può erodere la tua autostima e rendere difficile celebrare i tuoi punti di forza o riconoscere i tuoi progressi.

I problemi di confine spesso derivano anche da modelli tossici. Potresti avere difficoltà a far valere i tuoi bisogni o a proteggere il tuo spazio emotivo, temendo il rifiuto o il conflitto. Al contrario, potresti erigere confini eccessivamente rigidi, escludendo gli altri per evitare vulnerabilità. Entrambi gli estremi possono ostacolare la tua capacità di costruire relazioni sane e mantenere una vita equilibrata.

Riconoscere questi modelli richiede introspezione e onestà. Prenditi del tempo per riflettere sui tuoi comportamenti, pensieri e risposte emotive. Considera come si allineano con le tue esperienze di genitorialità narcisistica. Poniti domande come: evito di esprimere i miei bisogni per paura di turbare gli altri? Cerco la convalida attraverso risultati eccessivi o sacrificio personale? Tollero i maltrattamenti perché credo di meritarli?

Una volta identificati i modelli tossici, il processo di guarigione può iniziare. Uno degli strumenti più potenti per la guarigione è l'autocompassione. Tratta te stesso con la gentilezza e la comprensione che potresti non aver ricevuto da tua madre. Ricorda a te stesso che il tuo valore non è determinato dall'approvazione degli altri o dalla tua capacità di soddisfare le loro aspettative.

Anche la terapia può essere una risorsa inestimabile. Un terapista esperto può aiutarti a esplorare le radici dei tuoi schemi, a sviluppare meccanismi di coping più sani e a praticare nuovi modi di relazionarti con te stesso e con gli altri. La terapia cognitivo-comportamentale (CBT), ad esempio, può aiutarti a riformulare i modelli di pensiero negativi, mentre le terapie focalizzate sul trauma possono affrontare le ferite più profonde lasciate dalla tua educazione.

L'inserimento nel diario è un altro strumento efficace per la guarigione. Annotare i tuoi pensieri e sentimenti può aiutarti a elaborare le tue esperienze, identificare schemi ricorrenti e monitorare i tuoi progressi nel tempo. Può anche servire come forma di auto-convalida, affermando le tue emozioni ed esperienze in un modo che potrebbe essere stato negato durante la tua infanzia.

La guarigione dei modelli tossici implica anche la definizione e il mantenimento dei confini. Impara a dire di no quando necessario, dai la priorità ai tuoi bisogni e proteggi il tuo benessere emotivo. Sebbene all'inizio possa sembrare scomodo, è un passo fondamentale verso il recupero del tuo senso di sé e la creazione di una dinamica più sana nelle tue relazioni.

Circondarti di persone solidali e comprensive può aiutarti ulteriormente nel tuo viaggio di guarigione. Cerca amici, mentori o gruppi di supporto che convalidino le tue esperienze e incoraggino la tua crescita. Queste relazioni possono fornirti uno spazio sicuro per mettere in pratica nuovi comportamenti, ricevere feedback e acquisire fiducia nella tua capacità di connetterti con gli altri in modo sano.

Infine, celebra i tuoi progressi, non importa quanto piccoli possano sembrare. La guarigione dagli effetti della genitorialità narcisistica è un processo complesso e continuo. Ogni passo che fai, che si tratti di stabilire un limite, sfidare il dialogo interiore negativo o perseguire un obiettivo, è una testimonianza della tua forza e resilienza.

Comprendere il tuo progetto emotivo e affrontare i modelli tossici che hanno plasmato la tua vita è un viaggio di trasformazione. Riconoscendo come la genitorialità narcisistica ha influenzato le tue relazioni e adottando misure attive per guarire, puoi liberarti dal ciclo del dolore e della disfunzione. Questo processo ti consente di creare una nuova narrativa per te stesso, definita non dai limiti del tuo passato ma dalle possibilità illimitate del tuo futuro.

Capitolo 5

Riappropriarsi della propria identità

Riscoprire il tuo vero sé

Rivendicare la tua identità inizia con la riscoperta di chi sei nel profondo. Per i figli di madri narcisiste, questo può essere un processo impegnativo perché gran parte del tuo senso di sé potrebbe essere stato soppresso, manipolato o modellato dai suoi bisogni e aspettative. Crescendo in un ambiente in cui i tuoi sentimenti, desideri e individualità venivano spesso respinti o invalidati, potresti aver imparato a nascondere o minimizzare parti di te stesso per evitare critiche o rifiuti.

Per riscoprire il tuo vero sé è necessario rimuovere gli strati di false identità e meccanismi di coping che hai adottato per sopravvivere. Ciò implica porsi domande fondamentali: cosa apprezzo? Cosa mi dà gioia? Quali sono i miei punti di forza e le mie passioni? Queste domande possono sembrare semplici, ma per qualcuno che ha trascorso una vita vivendo all'ombra di una madre narcisista, le risposte possono sembrare sfuggenti.

Per iniziare questo viaggio, crea uno spazio in cui ti senti sicuro di esplorare ed esprimerti senza paura del giudizio. Ciò potrebbe comportare trascorrere del tempo da solo, impegnarsi in attività creative o cercare ambienti in cui venga celebrata la tua individualità. Il journaling può essere uno strumento potente in questo processo, permettendoti di riflettere sulle tue esperienze, pensieri ed emozioni. Scrivi delle cose che ti fanno sentire vivo, dei momenti in cui ti senti più autentico e delle parti di te che hai trascurato o dimenticato.

Un altro passo importante nella riscoperta del tuo vero sé è separare la tua identità dalle aspettative e dalle critiche di tua madre. Le madri narcisiste spesso proiettano i propri desideri, insicurezze e bisogni insoddisfatti sui propri figli, rendendo difficile distinguere tra ciò che vuoi per te e ciò che lei voleva per te. Rifletti sulle convinzioni e sui valori che hai interiorizzato e valuta se sono veramente in linea con chi sei o se ti sono stati imposti.

Ad esempio, potresti essere stato incoraggiato a perseguire una particolare carriera, stile di vita o una serie di comportamenti per ottenere la sua approvazione. Chiediti se queste scelte risuonano con il tuo sé autentico o se sono state guidate dal desiderio di ottenere la sua convalida. Rivendicare la tua identità significa darti il permesso di perseguire le cose che contano veramente per te, anche se si discostano da ciò che ti è stato insegnato a dare priorità.

Coinvolgere il tuo bambino interiore è un altro modo per riconnetterti con il tuo vero sé. Il bambino interiore rappresenta la parte di te che esisteva prima che prendesse piede l'influenza del narcisismo di tua madre. Trascorri del tempo ricordando chi eri da bambino: i tuoi interessi, i tuoi sogni e i tratti della tua personalità. Questo può aiutarti a identificare le parti di te che potrebbero essere state soppresse o dimenticate.

Anche cercare il sostegno di un terapista o di un consulente può fornire una guida preziosa in questo viaggio. Un terapista esperto può aiutarti a scoprire gli aspetti della tua identità che sono stati soffocati, sfidare le convinzioni limitanti e fornire strumenti per abbracciare il tuo sé autentico. Possono anche aiutarti a elaborare il dolore o la rabbia che potresti provare per la perdita della persona che avresti potuto essere se fossi cresciuto in un ambiente più sano.

Riscoprire il tuo vero sé non è un evento isolato ma un processo continuo di esplorazione e crescita. Man mano che impari a fidarti del tuo istinto e a onorare la tua individualità, inizierai a costruire un senso di sé più forte e autentico. Questo viaggio è una rivendicazione della tua identità, che ti consente di vivere una vita che è pienamente e impenitentemente tua.

Costruire fiducia e autostima

Una vita di genitorialità narcisistica può lasciarti con un fragile senso di fiducia e autostima. Le critiche costanti, la manipolazione emotiva e la mancanza di amore incondizionato potrebbero averti insegnato a dubitare delle tue capacità e a mettere in discussione il tuo valore. Ricostruire la fiducia e l'autostima è una parte cruciale per rivendicare la propria identità e creare una vita appagante.

Il primo passo per acquisire fiducia è sfidare le convinzioni negative che hai interiorizzato su te stesso. Queste convinzioni spesso derivano dalla voce critica della tua madre narcisistica, che potrebbe essere diventata il tuo dialogo interiore. Rifletti sui messaggi che ti sono stati dati da bambino: ti è stato detto che non eri abbastanza bravo, che dovevi guadagnarti l'amore o che il tuo valore era legato ai tuoi risultati? Riconosci questi messaggi per quello che sono: distorsioni progettate per tenerti sotto il suo controllo.

Sostituisci queste convinzioni negative con altre affermative e potenzianti. Pratica l'autocompassione parlando a te stesso con gentilezza e comprensione. Invece di concentrarti sui difetti o sulle mancanze che percepisci, celebra i tuoi punti di forza e i tuoi risultati. Ad esempio, se ti sorprendi a pensare: "Non sarò mai abbastanza bravo", rispondi a questo pensiero con: "Sono capace e degno di amore e rispetto".

Costruire la fiducia implica anche uscire dalla propria zona di comfort. Crescendo in una famiglia narcisistica, potresti aver imparato a evitare rischi o nuove sfide per paura di fallire o di essere criticato. Recuperare la tua fiducia significa abbracciare le opportunità di crescita e successo, anche se sembrano intimidatorie. Inizia con piccoli passi gestibili, che si tratti di provare un nuovo hobby, parlare in una riunione o stabilire un obiettivo personale, ed espandere gradualmente la tua zona di comfort.

Circondati di influenze positive che ti elevano e ti sostengono. Cerca relazioni con persone che ti apprezzano per quello che sei e incoraggia la tua crescita. Prendi le distanze dalle persone tossiche che minano la tua fiducia o rafforzano schemi negativi. Costruire una rete di amici, mentori o comunità di supporto può aiutarti a vedere te stesso attraverso una lente di accettazione e affermazione.

Sviluppare l'autostima richiede il riconoscimento del proprio valore intrinseco come persona, indipendentemente dai risultati o dall'approvazione esterna. Questo può essere particolarmente difficile se sei cresciuto in un ambiente in cui l'amore e la convalida erano condizionati. Ricorda a te stesso che il tuo valore non è determinato dal tuo successo, dalla tua produttività o dalla capacità di soddisfare le aspettative degli altri. Sei degno semplicemente perché esisti.

Impegnarsi nella cura di sé è un modo efficace per rafforzare la propria autostima. Dai la priorità alle attività che favoriscono il tuo benessere fisico, emotivo e mentale, che si tratti di fare esercizio, meditare, trascorrere del tempo nella natura o perseguire passioni creative. Trattati con la cura e il rispetto che meriti, inviando a te stesso il messaggio che sei prezioso e meriti felicità.

Anche la terapia o la consulenza possono svolgere un ruolo significativo nella costruzione della fiducia e dell'autostima. Uno psicoterapeuta può aiutarti ad affrontare le ferite lasciate dalla tua educazione, sviluppare modelli di pensiero più sani e fornirti strumenti per coltivare l'autostima. La terapia di gruppo o i gruppi di supporto possono offrire ulteriore convalida e incoraggiamento, permettendoti di entrare in contatto con altri che condividono esperienze simili.

Man mano che acquisisci sicurezza e autostima, è importante celebrare i tuoi progressi, non importa quanto piccoli possano sembrare. Riconosci i passi che hai compiuto, le sfide che hai superato e la crescita che hai raggiunto. Ogni successo, non importa quanto minore, è una testimonianza della tua resilienza e forza.

Rivendicare la propria identità implica riscoprire il proprio vero sé e costruire la fiducia e l'autostima necessarie per vivere in modo autentico. È un viaggio alla scoperta di sé, alla guarigione e all'empowerment, che ti consente di andare oltre le ombre del tuo passato e abbracciare un futuro definito dai tuoi valori, desideri e aspirazioni. Facendo questi passi, rivendichi non solo la tua identità ma anche il tuo potere di plasmare una vita che rifletta chi sei veramente.

Capitolo 6

Stabilire i confini con una madre narcisistica

Strategie pratiche per confini sani

Stabilire dei limiti con una madre narcisista è un passo impegnativo e trasformativo nel recuperare la tua salute emotiva. I confini non riguardano la punizione o il controllo del suo comportamento, ma la protezione del tuo benessere e la creazione dello spazio di cui hai bisogno per crescere nel tuo sé autentico. Tuttavia, poiché gli individui narcisisti spesso vedono i confini come attacchi o rifiuti personali, questo processo richiede un'attenta preparazione, coerenza e pazienza.

Il primo passo per stabilire confini sani è acquisire chiarezza su ciò di cui hai bisogno e sul motivo per cui tali limiti sono importanti. Rifletti sulle interazioni che ti fanno sentire svuotato, manipolato o invalidato. Identifica gli schemi che danneggiano costantemente la tua salute emotiva o mentale, come la sua tendenza a criticare, controllare o ignorare i tuoi sentimenti. Comprendere le tue esigenze specifiche ti aiuterà a stabilire i limiti che affrontano questi problemi in modo efficace.

Inizia in piccolo. Se stabilire dei limiti sembra opprimente, inizia con cambiamenti minori ma significativi. Ad esempio, potresti decidere di limitare la durata delle conversazioni telefoniche, evitare di discutere determinati argomenti o rifiutare inviti a eventi familiari particolarmente stressanti. Questi piccoli passaggi possono rafforzare la tua fiducia e prepararti ad affrontare questioni più significative.

Quando comunichi i tuoi confini, sii chiaro, diretto e fermo. Evita di essere eccessivamente dispiaciuto o vago, poiché ciò potrebbe lasciare spazio a interpretazioni errate o manipolazioni. Usa affermazioni in prima persona per esprimere i tuoi bisogni senza attribuire colpe, ad esempio: "Mi sento sopraffatto quando le nostre conversazioni diventano critiche. Devo mantenerli rispettosi, altrimenti dovrò terminare la chiamata. Questo approccio inquadra il confine come una questione di benessere piuttosto che come una critica al suo comportamento.

La coerenza è fondamentale quando si applicano i confini. Le madri narcisiste sono spesso abili nel mettere alla prova i limiti e nello sfruttare le incoerenze. Una volta stabilito un limite, rispettalo, anche quando è difficile o scomodo. Ad esempio, se hai stabilito un limite per non rispondere alle chiamate a tarda notte, assicurati di non rispondere al telefono durante quelle ore, non importa quanto sia persistente.

È anche utile anticipare scenari comuni e preparare le risposte in anticipo. Se tua madre ti fa spesso sentire in colpa, prova una risposta calma e assertiva, ad esempio: "Capisco che sei arrabbiato, ma questa decisione è la cosa migliore per me". Avendo queste risposte pronte, puoi gestire le interazioni con maggiore sicurezza e controllo.

Pratica la cura di te stesso mentre implementi i confini. Stabilire dei limiti con una madre narcisista può essere emotivamente estenuante, soprattutto se reagisce negativamente. Assicurati di avere tempo e spazio per ricaricarti, attraverso la terapia, il journaling, la meditazione o altre attività che nutrono la tua salute mentale ed emotiva. Circondarsi di amici, familiari o comunità che ti supportano può anche fornire incoraggiamento e convalida durante questo processo.

Affrontare resistenze e respingimenti emotivi

Uno degli aspetti più impegnativi nel fissare dei limiti con una madre narcisistica è affrontare la resistenza e il respingimento emotivo che spesso ne conseguono. Gli individui narcisisti tendono a vedere i confini come minacce al loro controllo e possono rispondere con manipolazione, senso di colpa, rabbia o tentativi di minare la tua determinazione. Riconoscere queste tattiche e prepararsi ad affrontarle può aiutarti a rimanere con i piedi per terra e ad impegnarti entro i tuoi limiti.

Il senso di colpa è una reazione comune delle madri narcisiste quando i loro figli affermano i confini. Potrebbe inquadrare le tue azioni come egoiste o ingrate, dicendo cose come: "Dopo tutto quello che ho fatto per te, è così che mi tratti?" oppure "Stai abbandonando la tua famiglia". Queste affermazioni sono progettate per farti dubitare delle tue decisioni e dare priorità ai suoi bisogni rispetto ai tuoi. Per far fronte al senso di colpa, ricorda a te stesso che stabilire dei limiti non è egoista: è un atto di autoconservazione e rispetto di sé. Pratica l'auto-compassione e riafferma il tuo diritto di proteggere il tuo benessere.

Un'altra tattica comune sono gli scoppi emotivi, come la rabbia, il pianto o il ruolo della vittima. Queste reazioni sono spesso tentativi di riprendere il controllo facendoti sentire responsabile delle sue emozioni. In queste situazioni, è importante rimanere calmi e composti. Evita di discutere o cercare di "aggiustare" i suoi sentimenti, poiché ciò può rafforzare il suo comportamento manipolativo. Invece, riconosci le sue emozioni senza compromettere i tuoi confini. Ad esempio, potresti dire: "Vedo che sei arrabbiato, ma questo confine è importante per me e ho bisogno che tu lo rispetti".

Il trattamento silenzioso o l'astinenza sono un'altra forma di resistenza che potresti incontrare. Tua madre potrebbe smettere di parlarti, escluderti dalle attività familiari o altrimenti ritirarti l'affetto per punirti per aver affermato dei limiti. Anche se questo può essere doloroso, riconoscilo come una tattica manipolativa piuttosto che come un riflesso del tuo valore. Usa questo tempo per concentrarti sulla cura di te stesso e ricordare a te stesso che mantenere i confini è necessario per il tuo benessere, anche se mette temporaneamente a dura prova la tua relazione.

La proiezione e lo spostamento della colpa sono altre risposte comuni. Una madre narcisista potrebbe accusarti di essere autoritario, ingrato o irragionevole. Potrebbe dire cose del tipo: "Sei tu quello che causa tutti i problemi" o "Sei manipolatore proprio come affermi che io sia". Queste affermazioni hanno lo scopo di distogliere l'attenzione dal suo comportamento e farti dubitare della tua prospettiva. Per far fronte a questo, rimani concentrato sulle tue esigenze e sulle ragioni dietro i tuoi limiti. Abbi fiducia nel tuo giudizio e resisti alla tentazione di difenderti eccessivamente, poiché ciò potrebbe alimentare le sue tattiche manipolative.

La triangolazione è un'altra strategia che le madri narcisistiche spesso usano per resistere ai confini. Potrebbe coinvolgere altri familiari o amici, condividendo resoconti esagerati o distorti del tuo comportamento per metterli contro di te. Questo può creare un senso di isolamento e farti sentire costretto a conformarti. Per affrontare la triangolazione, mantenere una comunicazione aperta e onesta con coloro che la sostengono ed evitare di entrare in conflitto con coloro che si schierano con lei. Ricorda che non sei responsabile della gestione delle percezioni degli altri o della mediazione delle dinamiche familiari.

In alcuni casi, tua madre potrebbe tentare di aumentare la sua resistenza oltrepassando i confini in modo ancora più evidente. Ad esempio, se le hai chiesto di non venire a trovarti senza preavviso, potrebbe presentarsi a casa tua senza essere invitata. In queste situazioni, è essenziale rafforzare i propri confini in modo coerente e fermo. Ad esempio, potresti rifiutarti di aprire la porta o chiederle educatamente ma con fermezza di andarsene. Ogni volta che rispetti un limite, invii un chiaro messaggio che i tuoi limiti non sono negoziabili.

È anche importante gestire le tue aspettative. È improbabile che stabilire dei limiti con una madre narcisista porti ad un'accettazione immediata o completa. Comprendi che la sua resistenza non è un riflesso della validità dei tuoi confini, ma piuttosto una reazione alla perdita di controllo. Accettare questa realtà può aiutarti a rimanere resiliente e concentrato sui tuoi obiettivi.

Cercare supporto durante questo processo può fare una differenza significativa. Un terapista o un consulente può fornire strumenti e strategie preziosi per affrontare la resistenza e il respingimento emotivo. Gruppi di supporto o amici fidati possono offrire incoraggiamento e conferma, ricordandoti che non sei solo nel tuo viaggio.

Infine, celebra i tuoi progressi, anche se sembrano incrementali. Stabilire e mantenere i confini con una madre narcisista è un atto di coraggio e di auto-potenziamento. Ogni passo che fai per proteggere la tua salute emotiva è una vittoria, indipendentemente dalla sua reazione.

Implementando strategie pratiche per stabilire confini sani e imparando a far fronte alla resistenza e ai respingimenti emotivi, puoi creare una dinamica più equilibrata e appagante con tua madre o, se necessario, allontanarti completamente. Questo processo non consiste nel cambiarla, ma nel rivendicare il tuo potere e nel dare priorità al tuo benessere. Attraverso i confini, puoi iniziare a guarire, crescere e vivere una vita in linea con i tuoi valori e aspirazioni.

Capitolo 7

Guarire e andare avanti

Il ruolo della terapia e dei sistemi di supporto

Guarire dall'impatto di una madre narcisista è un viaggio che richiede sia lavoro interiore che supporto esterno. Le cicatrici lasciate dalla genitorialità narcisistica possono essere profonde, influenzando la tua autostima, le relazioni e la salute emotiva. La terapia e i sistemi di supporto svolgono un ruolo fondamentale nell'aiutarti a elaborare queste ferite, ricostruire il tuo senso di sé e andare avanti verso una vita più sana e appagante.

La terapia fornisce uno spazio sicuro e strutturato per esplorare le complessità della relazione con tua madre e l'impatto che ha avuto sulla tua vita. Un terapista esperto può aiutarti a scoprire i modelli e le convinzioni che hai interiorizzato, molti dei quali potrebbero essere stati modellati dal comportamento narcisistico di tua madre. Ad esempio, potresti lottare contro il perfezionismo, il piacere verso le persone o sentimenti di inadeguatezza, tutti fattori che possono essere ricondotti alla crescita in un ambiente in cui l'amore e la convalida erano condizionati.

Uno dei primi passi nella terapia è imparare a convalidare le tue esperienze. Può essere difficile riconoscere il dolore causato da una madre narcisista, soprattutto se ti ha manipolato facendoti credere che il suo comportamento fosse normale o se gli altri hanno minimizzato i tuoi sentimenti. Un terapista può aiutarti a riconoscere la realtà di ciò che hai sopportato e fornire uno spazio compassionevole per piangere la perdita della madre premurosa e solidale che meritavi.

La terapia ti fornisce anche gli strumenti per gestire gli effetti persistenti della genitorialità narcisistica. Ciò potrebbe includere lo sviluppo di meccanismi di coping più sani, il miglioramento della regolazione emotiva e la sfida al dialogo interiore negativo. La terapia cognitivo-comportamentale (CBT) è particolarmente efficace nell'affrontare le convinzioni distorte e nel sostituirle con altre più costruttive. Ad esempio, se hai interiorizzato la convinzione di non essere degno di amore, la CBT può aiutarti a identificare le origini di questa convinzione e a riformularla in una narrativa più sana e più potente.

Oltre alla terapia individuale, la terapia di gruppo o i gruppi di supporto possono fornire un senso di comunità e comprensione. Connettersi con altri che hanno vissuto difficoltà simili può essere incredibilmente convalidante e potenziante. Questi gruppi offrono l'opportunità di condividere la tua storia, imparare dagli altri e acquisire informazioni su diverse strategie di guarigione e crescita. Anche ascoltare le persone che sono più avanti nel loro viaggio di guarigione può fornire speranza e ispirazione.

I sistemi di supporto esterni alla terapia sono altrettanto importanti. Circondarti di persone che si preoccupano sinceramente del tuo benessere e rispettano i tuoi limiti può aiutarti a contrastare la negatività e la manipolazione che potresti aver sperimentato. Ciò potrebbe includere amici, familiari o mentori che offrono incoraggiamento, convalida e senso di appartenenza. Costruire una forte rete di supporto richiede tempo, soprattutto se sei stato isolato o diffidente nei confronti degli altri a causa della tua educazione. Inizia coltivando le relazioni con coloro che dimostrano empatia, gentilezza e coerenza.

Sviluppare l'autocompassione è un altro aspetto chiave della guarigione. Molti figli adulti di genitori narcisisti provano sentimenti di vergogna o senso di colpa, credendo di essere in qualche modo colpevoli del comportamento della madre. La terapia e le relazioni di supporto possono aiutarti a sfidare queste convinzioni ed esercitarti a trattarti con la stessa gentilezza e comprensione che offriresti a un amico.

La guarigione implica anche stabilire obiettivi per il tuo futuro e adottare misure per riappropriarti della tua vita. La terapia può aiutarti a identificare ciò che conta di più per te, che si tratti di perseguire una passione, migliorare le tue relazioni o coltivare un senso di pace interiore. I sistemi di supporto possono fornire incoraggiamento e responsabilità mentre lavori verso questi obiettivi, ricordandoti che non devi affrontare questo viaggio da solo.

Perdono: cosa significa e quando è facoltativo

Il perdono viene spesso presentato come un passo necessario nel processo di guarigione, ma il suo ruolo è più complesso, soprattutto nel contesto di una madre narcisistica. Il perdono può significare cose diverse per persone diverse ed è importante avvicinarsi a questo concetto in modo che sia in linea con i propri valori personali, bisogni e prontezza emotiva.

In termini tradizionali, il perdono è spesso associato al lasciar andare la rabbia e il risentimento verso qualcuno che ci ha causato del male. Per alcuni, questo può essere un atto liberatorio e rafforzante, liberandoli dal peso emotivo di trattenere sentimenti negativi. Tuttavia, il perdono non significa condonare o scusare il comportamento offensivo, né richiede la riconciliazione con la persona che ha causato il danno.

Per altri, il perdono potrebbe implicare un processo più personale e interno, come rilasciare la presa che le esperienze passate hanno sulla tua vita presente. Ciò può includere il lasciar andare il bisogno di scuse o un riconoscimento da parte di tua madre, riconoscendo che la sua incapacità di assumersi la responsabilità delle sue azioni è un riflesso dei suoi limiti, non del tuo valore. In questo senso, il perdono riguarda meno lei e più il recupero della tua libertà emotiva.

È anche importante riconoscere che il perdono non è sempre necessario o appropriato. Per alcuni, l'idea di perdonare una madre narcisista sembra invalidante o sprezzante nei confronti del dolore che hanno sopportato. Se il perdono non è in sintonia con te o sembra un obbligo imposto dalle aspettative della società, va bene dare priorità ad altre forme di guarigione. L'assenza di perdono non significa che sei bloccato o incapace di andare avanti, significa semplicemente che stai scegliendo un percorso che onora la tua esperienza e i tuoi bisogni unici.

Se decidi di esplorare il perdono, è importante affrontarlo come un processo graduale e intenzionale piuttosto che come una decisione immediata o forzata. Inizia riflettendo su cosa significa per te il perdono e se è in linea con i tuoi valori e il tuo percorso di guarigione. Considera i vantaggi e le sfide che potrebbe comportare e concediti il permesso di prenderti tutto il tempo necessario per raggiungere una decisione.

Il perdono può anche comportare la definizione dei limiti e la ridefinizione del rapporto con tua madre. Se mantenere il contatto con lei è emotivamente dannoso, perdonarla potrebbe significare accettare che la distanza sia necessaria per il tuo benessere. In alternativa, se scegli di mantenere una relazione, il perdono potrebbe comportare il riconoscimento dei suoi limiti proteggendoti da ulteriori danni.

Per alcuni, il perdono potrebbe estendersi a se stessi. Crescere con una madre narcisista può lasciarti con sentimenti di colpa, vergogna o auto-colpa. Potresti ritenerti responsabile di cose che non sono mai state colpa tua, come non aver soddisfatto le sue aspettative impossibili o non essere in grado di "sistemare" la relazione. Perdonare te stesso per questi difetti percepiti è un potente passo verso la guarigione, che ti consente di rilasciare il peso dell'autogiudizio e di abbracciare l'auto-compassione.

Vale anche la pena notare che il perdono non è un evento isolato ma un processo continuo. Potresti scoprire che sentimenti di rabbia o dolore riemergono di tanto in tanto, soprattutto nel contesto di nuove interazioni o ricordi. Ciò non significa che hai fallito nel perdono, significa semplicemente che la guarigione è un viaggio dinamico e in evoluzione.

Che tu scelga o meno di perdonare tua madre, ciò che conta di più è trovare un percorso che ti dia il potere di guarire e andare avanti. Concentrati su ciò che ti porta pace, che si tratti di stabilire dei limiti, coltivare l'autocompassione o cercare sostegno da altri che comprendono la tua esperienza. Il perdono è solo uno dei tanti strumenti di guarigione e spetta a te decidere se e come usarlo.

Guarire e andare avanti dopo una vita di genitorialità narcisistica è un viaggio profondamente personale. La terapia e i sistemi di supporto possono fornire una guida e un incoraggiamento preziosi, aiutandoti a elaborare le tue esperienze, ricostruire il tuo senso di sé e creare una vita che rifletta i tuoi veri valori e aspirazioni. Il perdono, sia esso diretto a tua madre, a te stesso o a entrambi, è una parte facoltativa ma potenzialmente significativa di questo processo. In definitiva, l'obiettivo non è cancellare il passato ma trasformarne l'impatto, permettendoti di entrare in un futuro definito da empowerment, resilienza e amore per te stesso.

Capitolo 8

Creare una vita di libertà e gioia

Abbracciare relazioni sane

Liberarsi dalla presa emotiva di una madre narcisista non significa solo comprendere il passato; si tratta anche di costruire un futuro pieno di relazioni significative, solidali e sane. Per i figli adulti di madri narcisiste, formare e sostenere questo tipo di relazioni può essere sia una sfida che un'opportunità. La genitorialità narcisistica spesso distorce la percezione di come dovrebbero essere le relazioni, lasciando dubbi persistenti sulla fiducia, sui confini e sulla sicurezza emotiva. Tuttavia, con intenzione e impegno, puoi coltivare connessioni che ti nutrono e ti elevano, rafforzando il tuo viaggio verso la libertà e la gioia.

Il primo passo per abbracciare relazioni sane è riconoscere e disimparare i modelli tossici che potrebbero essere stati normalizzati nella tua educazione. Una madre narcisista spesso modella relazioni basate sul controllo, sulla manipolazione o sull'amore condizionato, che possono influenzare il modo in cui ti relazioni con gli altri da adulto. Potresti trovarti attratto da persone che replicano queste dinamiche, come partner eccessivamente critici o controllanti, oppure potresti lottare con l'intimità e la vulnerabilità. Riconoscere questi modelli è fondamentale per liberarsene e creare spazio per connessioni più sane.

Le relazioni sane si basano sul rispetto reciproco, sulla fiducia e sul sostegno emotivo. Sono liberi dalla manipolazione, dal controllo o dalla paura del rifiuto. Inizia identificando le qualità che apprezzi di più nelle relazioni, come l'onestà, l'empatia e gli interessi condivisi. Rifletti su come queste qualità si allineano con le persone attualmente nella tua vita e se le tue relazioni supportano il tuo benessere emotivo. Questa autovalutazione può aiutarti a determinare quali connessioni coltivare e quali potrebbero richiedere una rivalutazione.

Uno dei capisaldi delle relazioni sane è una comunicazione efficace. Imparare a esprimere i propri bisogni, sentimenti e confini in modo chiaro e assertivo è essenziale. Ciò può essere particolarmente difficile se sei cresciuto in un ambiente in cui la tua voce è stata respinta o invalidata. Esercitati a essere onesto e diretto nelle tue interazioni, anche se all'inizio ti senti a disagio. Ricorda che le relazioni sane prosperano grazie al dialogo aperto e che i tuoi bisogni sono importanti quanto quelli di chiunque altro.

Un altro aspetto fondamentale nell'instaurare relazioni sane è circondarsi di persone che rispettano i propri confini. Gli individui sani comprendono che i confini non riguardano il rifiuto ma la creazione di spazio per il rispetto e la comprensione reciproci. Sono disposti ad ascoltare, adattarsi e rispettare i tuoi limiti senza sensi di colpa o ritorsioni. Al contrario, vale la pena riconsiderare le relazioni in cui i tuoi confini vengono costantemente ignorati o messi in discussione.

Imparare a fidarsi di nuovo è un ostacolo significativo per molti figli adulti di madri narcisiste. Quando la fiducia viene infranta ripetutamente da qualcuno che avrebbe dovuto offrire amore incondizionato, può essere difficile aprirsi agli altri. Costruire la fiducia richiede tempo e richiede la scelta di relazioni con persone che dimostrino coerenza, affidabilità e autenticità. Presta attenzione alle azioni piuttosto che alle parole e concediti il permesso di muoverti a un ritmo che ti fa sentire sicuro.

Le relazioni di supporto non si limitano alle connessioni romantiche o familiari. Amicizie, tutoraggio e relazioni professionali possono tutti contribuire al tuo senso di comunità e appartenenza. Cerca persone che ti ispirino, ti sfidino a crescere e celebrino i tuoi successi senza gelosia o giudizio. Queste connessioni possono servire a ricordare che le relazioni sane sono possibili e che meriti di essere trattato con gentilezza e rispetto.

Mentre abbracci relazioni sane, potresti anche dover lasciare andare le connessioni che non ti servono più. Questo può essere un processo doloroso, soprattutto se queste relazioni fanno parte della tua vita da molto tempo. Tuttavia, aggrapparsi a connessioni tossiche o unilaterali può ostacolare la tua crescita e tenerti incatenato a dinamiche malsane. Concentrati su ciò che puoi guadagnare creando spazio per relazioni più sane e appaganti.

Costruire una vita radicata nell'amor proprio e nella realizzazione

Creare una vita di libertà e gioia inizia con il fondamento dell'amor proprio. Per molti figli adulti di madri narcisiste, l'amor proprio può sembrare un concetto sfuggente, oscurato da anni di critiche, abbandono o manipolazione emotiva. Tuttavia, è possibile rivendicare il tuo senso di valore e costruire una vita che rifletta i tuoi valori, passioni e aspirazioni.

L'amor proprio inizia con il riconoscimento del proprio valore intrinseco come persona, indipendentemente dalle opinioni o aspettative di qualcun altro. Le madri narcisiste spesso instillano la convinzione che l'amore e l'approvazione debbano essere guadagnati attraverso il successo, la conformità o il sacrificio. Rifiutare questa narrazione implica riconoscere che sei degno di amore e rispetto semplicemente perché esisti. Questo cambiamento di prospettiva può essere impegnativo, ma è un passo fondamentale per rivendicare la tua identità e abbracciare il tuo potenziale.

Un modo per coltivare l'amor proprio è praticare l'autocompassione. Ciò implica trattarti con la stessa gentilezza, comprensione e pazienza che offriresti a un caro amico. Quando commetti un errore o non raggiungi i tuoi obiettivi, resisti alla tentazione di criticarti o rimproverarti. Invece, riconosci la tua umanità e usa le battute d'arresto come opportunità di crescita. L'autocompassione ti consente di costruire una relazione più solidale e nutriente con te stesso, che può influenzare positivamente altre aree della tua vita.

Un altro aspetto importante dell'amor proprio è la cura di sé. Ciò va oltre il benessere fisico per comprendere la salute emotiva, mentale e spirituale. Dai priorità alle attività e alle pratiche che ti portano gioia, riducono lo stress e ti aiutano a sentirti con i piedi per terra. Ciò potrebbe includere hobby, esercizio fisico, meditazione o trascorrere del tempo nella natura. Prenditi del tempo per te stesso, anche se questo significa dire no alle richieste o alle aspettative degli altri. Ricorda che la cura di sé non è egoistica: è una parte necessaria per mantenere il tuo benessere generale.

Costruire una vita radicata nell'amor proprio implica anche perseguire le proprie passioni e interessi. Per molti figli adulti di madri narcisiste, i propri desideri e ambizioni erano oscurati dai bisogni o dalle aspettative della madre. Riconnettersi con il tuo sé autentico significa esplorare ciò che ti rende veramente felice e soddisfatto. Ciò potrebbe comportare la rivisitazione degli hobby che hai abbandonato, il provare nuove esperienze o la definizione di obiettivi in linea con i tuoi valori. Concediti la libertà di sognare e di compiere passi verso la creazione di una vita che rifletta la tua identità unica.

Stabilire e raggiungere obiettivi è un altro modo potente per costruire una vita appagante. Gli obiettivi ti danno un senso di scopo e direzione, aiutandoti a concentrarti su ciò che conta di più. Inizia identificando ciò che desideri ottenere in diverse aree della tua vita, come carriera, relazioni, crescita personale o salute. Suddividi questi obiettivi in passaggi più piccoli e realizzabili e celebra i tuoi progressi lungo il percorso. Raggiungere i tuoi obiettivi può aumentare la tua fiducia e rafforzare la tua convinzione nella tua capacità di creare una vita di libertà e gioia.

Mentre costruisci una vita radicata nell'amor proprio e nella realizzazione, è importante lasciare andare il bisogno di convalida esterna. Le madri narcisiste spesso condizionano i propri figli a cercare l'approvazione e il riconoscimento degli altri, ma la vera realizzazione viene dall'interno. Concentrati su ciò che ti porta gioia e soddisfazione, piuttosto che cercare di soddisfare le aspettative degli altri o ottenere la loro accettazione. Questo cambiamento di mentalità ti consente di vivere in modo autentico e di dare priorità a ciò che conta veramente per te.

La gratitudine è un'altra pratica che può aumentare il tuo senso di appagamento. Prenderti del tempo per apprezzare gli aspetti positivi della tua vita, non importa quanto piccoli, può spostare la tua attenzione da ciò che manca a ciò che è abbondante. La gratitudine può anche aiutarti a rimanere presente e consapevole, favorendo un senso più profondo di contentezza e gioia.

Infine, circondati di ambienti ed esperienze che ti ispirano e ti elevano. Che si tratti di creare una casa che sembri un santuario, di perseguire un lavoro in linea con le tue passioni o di impegnarsi in attività che ti avvicinano ai tuoi obiettivi, l'ambiente circostante gioca un ruolo significativo nel plasmare la tua vita. Sii intenzionale riguardo alle scelte che fai e all'energia che inviti nel tuo spazio.

Abbracciando relazioni sane e costruendo una vita radicata nell'amor proprio e nella realizzazione, puoi liberarti dalle ombre del passato ed entrare in un futuro pieno di libertà e gioia. Questo viaggio non è sempre facile, ma è uno dei passi più stimolanti e gratificanti che puoi intraprendere. Attraverso la consapevolezza di te stesso, le scelte intenzionali e l'impegno per la tua crescita, puoi creare una vita che onori il tuo valore e celebri il tuo potenziale.

Conclusione

Il tuo viaggio verso la libertà e la completezza

Alla fine di questo libro sei all'inizio di un viaggio profondo: un viaggio di riscoperta, guarigione e trasformazione. Il percorso verso la libertà e la completezza dopo essere cresciuto con una madre narcisista non è lineare o facile, ma è uno degli sforzi più coraggiosi e gratificanti che tu abbia mai intrapreso. È un viaggio che richiede autoriflessione, resilienza e impegno a costruire la vita che meriti.

Il tuo passato potrebbe essere stato plasmato dalla manipolazione, dall'amore condizionato e da bisogni emotivi insoddisfatti, ma il tuo futuro è interamente nelle tue mani. Il primo passo verso la libertà è riconoscere che il tuo valore non è definito dalle azioni, dalle parole o dalle aspettative di tua madre. Non sei la somma delle sue critiche o il riflesso delle sue insicurezze. Sei un individuo unico e prezioso, meritevole di amore, rispetto e felicità.

In questo libro hai esplorato le complessità della genitorialità narcisistica e il suo impatto sulla tua identità, sulle tue relazioni e sul tuo benessere emotivo. Hai approfondito le lotte silenziose che molti figli adulti affrontano, dalla bassa autostima alla ricerca di convalida. Hai imparato l'importanza di stabilire dei limiti, rivendicare la tua identità e costruire una vita radicata nell'amor proprio. Questi passaggi non sono solo teorici: sono gli elementi costitutivi del tuo viaggio verso la completezza.

La libertà inizia con la consapevolezza. Identificando i tratti e i comportamenti di una madre narcisistica, hai acquisito chiarezza sulle dinamiche che hanno modellato la tua educazione. Questa consapevolezza ti consente di liberarti dal ciclo di colpa, vergogna e insicurezza che potrebbe averti tenuto legato al passato. Ti consente di riconoscere la manipolazione e il gaslighting per quello che sono e di proteggerti dai loro effetti dannosi.

Guarire non significa cancellare il dolore del passato ma trasformarlo. Le ferite inflitte da una madre narcisista possono essere profonde, ma non devono definirti. Attraverso la terapia, i sistemi di supporto e l'auto-compassione, puoi affrontare queste ferite, elaborare le tue emozioni e rilasciare il peso di traumi irrisolti. Questo processo richiede tempo e pazienza, ma ogni passo ti avvicina alla libertà e alla completezza che cerchi.

Mentre vai avanti, ricorda che hai il potere di riscrivere la tua storia. Le narrazioni instillate in te da una madre narcisista, siano esse sul tuo valore, sul tuo potenziale o sul tuo posto nel mondo, non sono verità immutabili. Hai la capacità di sfidare queste narrazioni, sostituirle con convinzioni affermative e vivere una vita che riflette il tuo sé autentico.

La libertà implica anche abbracciare l'ignoto. Allontanarsi dagli schemi e dalle dinamiche del passato può sembrare scoraggiante, ma è anche un'opportunità per creare qualcosa di nuovo e bello. Concediti il permesso di sognare, di correre rischi e di esplorare ciò che ti porta gioia. Questa è la tua vita e hai il diritto di modellarla in modo da onorare i tuoi valori, passioni e aspirazioni.

La completezza non riguarda la perfezione, ma l'integrazione. Si tratta di abbracciare tutti gli aspetti di te stesso, comprese le parti che si sentono ferite, vulnerabili o incerte. Completezza significa riconoscere che sei più delle tue lotte, più del tuo passato e più delle aspettative riposte su di te. Significa accettarsi pienamente e permettersi di crescere ed evolversi secondo i propri tempi.

Celebrando l'uomo resiliente che sei

Uno degli aspetti più potenti del tuo viaggio è il riconoscimento della tua resilienza. Sopravvivere e affrontare la vita con una madre narcisista ha richiesto una forza immensa, anche se non è sempre stata così. Hai sopportato sfide emotive, ti sei adattato a circostanze difficili e hai perseverato nonostante le probabilità. Queste esperienze, sebbene dolorose, ti hanno anche plasmato nell'uomo resiliente che sei oggi.

La resilienza non significa solo sopportare le difficoltà: significa superarle. Si tratta di usare le tue esperienze come fonte di intuizione, empatia e forza. Hai affrontato le complessità di una relazione con una madre narcisistica e ne sei emerso con una comprensione più profonda di te stesso e delle dinamiche che hanno plasmato la tua vita. Questa resilienza è una testimonianza del tuo carattere e della tua capacità di crescita.

Celebrare la tua resilienza significa riconoscere i tuoi progressi e darti credito per i passi che hai compiuto, non importa quanto piccoli possano sembrare. La guarigione non è un processo da un giorno all'altro e ogni sforzo che fai, sia che si tratti di stabilire un limite, cercare supporto o praticare l'autocompassione, è una vittoria che vale la pena celebrare. Sii orgoglioso del tuo impegno con te stesso e della tua volontà di affrontare le sfide del tuo passato.

La tua resilienza si estende anche alla tua capacità di creare e sostenere relazioni sane. Nonostante le sfide della tua educazione, hai la capacità di formare connessioni basate sulla fiducia, sul rispetto e sul sostegno reciproco. Questa non è un'impresa da poco e riflette la tua determinazione a liberarti da schemi tossici e costruire una vita in linea con i tuoi valori.

Mentre celebri l'uomo resiliente che sei, ricorda che la resilienza non significa sopprimere le emozioni o fingere che tutto vada bene. La vera resilienza implica abbracciare la propria vulnerabilità e riconoscere che chiedere aiuto è un segno di forza, non di debolezza. Si tratta di onorare le tue emozioni, anche quelle difficili, e darti il permesso di guarire al tuo ritmo.

Parte del celebrare la tua resilienza è anche riconoscere le lezioni che hai imparato lungo il percorso. Le tue esperienze probabilmente ti hanno dato un apprezzamento più profondo per l'empatia, i confini e l'importanza della cura di te stesso. Ti hanno insegnato cosa tollererai e cosa non tollererai nelle tue relazioni e ciò di cui hai bisogno per prosperare come individuo. Queste lezioni hanno un valore inestimabile e ti saranno utili mentre continui a crescere ed evolverti.

Mentre rifletti sul tuo viaggio, prenditi del tempo per celebrare i tuoi risultati e i tuoi traguardi. Che si tratti di acquisire chiarezza sulla tua educazione, di costruire relazioni più sane o semplicemente di fare il primo passo verso la guarigione, ogni risultato è una testimonianza della tua forza e determinazione. Consenti a te stesso di sentirti orgoglioso di quanto sei arrivato lontano e fiducioso di dove sei diretto.

L'uomo resiliente che sei oggi non è definito dal suo passato ma dalle sue scelte. Hai scelto di affrontare il dolore della tua educazione, di cercare la guarigione e di creare una vita di libertà e gioia. Queste scelte riflettono il tuo coraggio, la tua integrità e la tua incrollabile fiducia nel tuo valore.

Mentre questo libro volge al termine, il tuo viaggio è appena iniziato. Hai gli strumenti, le intuizioni e la forza per continuare a crescere, guarire e prosperare. Abbraccia le possibilità che ti attendono e confida nella tua capacità di creare una vita che onori la tua resilienza e celebri il tuo vero sé.

Sei più di un sopravvissuto: sei un uomo capace di vivere con uno scopo, passione e gioia. Il viaggio verso la libertà e la completezza può essere impegnativo, ma è anche profondamente gratificante. Fai ogni passo con fiducia, sapendo che sei degno della felicità e della realizzazione che cerchi. Celebra l'uomo resiliente che sei e attendo con ansia l'incredibile vita che stai creando.